Te $\frac{151}{1,048}$

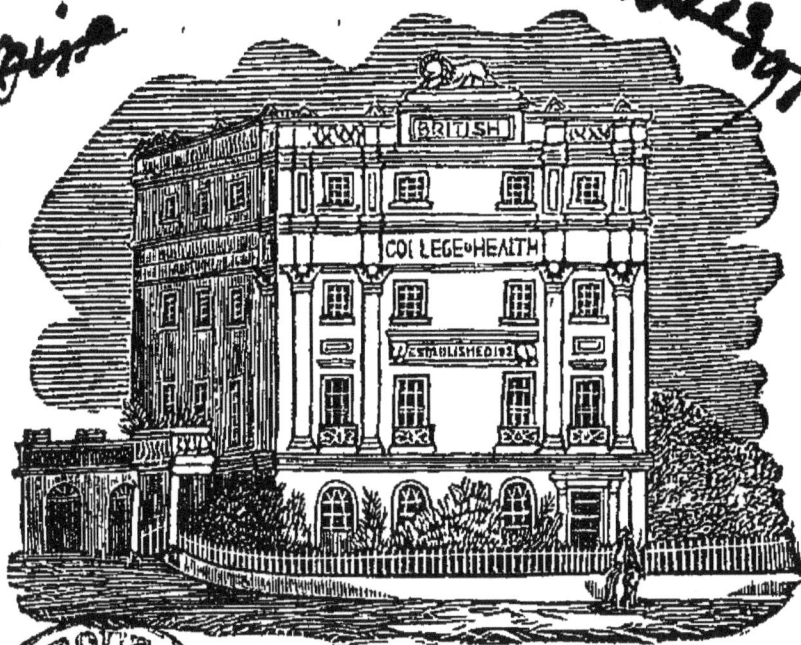

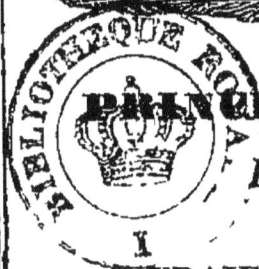

PRINCIPES FONDAMENTAUX

DE L'HYGÉISME;

OU

VRAIE SCIENCE DE LA SANTÉ,

EXPOSEE ,

DANS UNE SÉRIE DE DIALOGUES ENTRE UN HYGÉISTE ET UN JEUNE CAMPAGNARD.

PAR R. DAVIDSON,

D'INVERNESS.

« On peut, en s'instruisant, chasser un mal aigri,
Qui sait le reconnaître, est a demi-guéri. »

———

BEAUVAIS.
Imprimerie de MOISAND, rue des Flageots.

1845

NOTICE BIOGRAPHIQUE

sur

JAMES MORISON, L'HYGÉISTE.

Cet homme célèbre, le plus jeune des fils d'Alexandre Morison, Ecuyer, dont le second, Jean, maintenant décédé, fut nommé représentant à la Chambre des Communes pour le Comté de Banff, naquit en 1770, à Bognie, dans le Comté d'Aberdeen en Ecosse, où sa famille jouit depuis longtems d'un ample patrimoine et de la plus haute considération. James fut envoyé de bonne heure à l'Université d'Aberdeen et ensuite à Hanau, en Allemagne, pour y suivre un cours d'études mercantiles. Son éducation étant achevée, il alla s'établir à Riga et ensuite aux Indes Occidentales, où il acquit une propriété considérable. Le délabrement de sa santé l'engagea à retourner en Europe, et il alla résider à Bordeaux, espérant que la douceur et la salubrité du climat de cette ville contribueraient à sa guérison. Il fit aussi plusieurs voyages pour consulter les médecins les plus distingués de l'Europe, mais malheureusement sa maladie fit échouer toutes les ressources de l'art. Il parvint cependant par ses propres recherches à faire une découverte extraordinaire, à laquelle seule il fut redevable de la santé. Nous ne saurions mieux faire que de rapporter dans ses propres termes les détails intéressans qu'il en a lui-même donnés au public dans un de ses ouvrages intitulés Morisoniana : =

« Il y a peu de gens, » dit-il, « si même il s'en trouve, que le sort ait condamnés à souffrir, pendant trente-cinq ans, des maux inexprimables de corps et d'esprit. S'il eût plu a Dieu que je mourusse, il y a huit ans, j'aurais été oublié comme tout autre homme, et le monde n'aurait pas profité de l'expérience que j'ai acquise par mes souffrances, ni des remèdes que j'ai employés avec succès pour moi-même et pour mes enfans. Il est rare qu'on se trouve dans le cas de donner une aussi bonne garantie. Celle que j'offre au public est une preuve convaincante de la vérité de l'épigraphe que j'ai mise en tête de mon ouvrage : *il n'y a personne qui ne puisse se conserver en parfaite santé et prolonger sa vie jusqu'à un âge avancé.*»

Propriété héréditaire—Strawberry Vale, Finchley, Middlesex.

Devise sur les armoiries de la famille : *Uno ictu—d'un seul coup.*

SYSTÈME DE MÉDECINE HYGÉISTE OU MORISONIEN.

1º. — Tout corps animal est formé de matières fluides ou solides.

2º.— Tout animal dans l'état d'embyron n'est composé que de matières fluides.

3º. — Les solides se forment des matières fluides.

4º.— Les matières fluides contenues dans le corps humain sont quatre fois plus pesantes que les solides.

5º — Le principal fluide est le sang, dont tous les autres dérivent.

6º.— Le sang non seulement répare les pertes de la machine humaine, mais aussi emporte dans son cours toutes les immondices ou matières corrompues, pour les déposer dans les intestins avant qu'elles soient expulsées avec les excrémens.

7º.— Dans le sang est la vie même — c'est le premier mobile — le principal agent, auquel toutes les parties du corps doivent leur origine.

8º — La santé dépend de la pureté du sang.

9º.— La pureté depend de la sortie libre des matières corrompues.

10'.— Les maladies proviennent de l'engorgement causé par une accumulation de mucus ou de glaires sur les parois des intestins.

11º.— Cette accumulation est causée par tout ce qui affaiblit la circulation du sang ou nuit à la digestion, mais surtout par des drogues empoisonnees et par le mauvais traitement que suivent les malades.

12º.— Les impuretés ainsi retenues dans le sang occasionnent toutes sortes de maladies qui diffèrent entr'elles selon la qualité des humeurs et les parties du corps où elles se déposent.

13º.— Toutes les maladies ne proviennent que d'une seule cause, et ne requièrent par conséquent qu'une seule médecine.

14º.— Cette médecine doit être un purgatif végétal, innocent en lui-même, mais cependant assez puissant pour pénétrer dans toutes les parties du système, afin d'enlever les matières visqueuses et de purifier le sang.

15º —Un composé végétal qui pût se digérer, se mêler avec le sang, et en même temps y donner assez d'énergie pour chasser du corps toutes les humeurs superflues, était à désirer.

16º.— La découverte d'un tel remède a été faite par James Morison, l'Hygéiste Ce remède, c'est la Médecine Vegétale Universelle du Collège Britannique de Santé situé à Hamilton Place, New Road, Londres.

Dialogue entre un Hygéiste et un malade traité par des Docteurs, par lequel on démontre que nous sommes tous pareillement constitués, et que l'idiosyncrase et la croyance que « ce qui alimente l'un, empoisonne l'autre » sont des erreurs populaires mises en vogue par les médecins dans le but d'accréditer leur fausse théorie organique.

Malade. — Ha! mon ami, qu'as-tu donc fait pour avoir tout-d'un-coup si bonne mine?

Hygéiste — Ce que j'ai fait? J'ai pris des Pilules Universelles de Morison Voila tout!

Malade — Mais mon medecin m'a dit que ces Pilules, quoiqu'elles puissent faire du bien à certaines personnes, me sont tout-a-fait contraires.

Hygéiste — Quelle absurdité! si vous avez la bonhomie de le croire, vous méritez de pâtir. Ne savez-vous donc pas que, d'après le Sytème Hygique, c'est l'etat actuel du

sang qui produit toute la différence qui existe entre divers
individus, quant à leur santé et à leur constitution. Purifiez
votre sang par l'usage des Pilules Universelles, et vous
vous en trouverez aussi bien que moi. Il n'y a plus mainten-
nnat de mystère dans l'art de guérir. En prenant les Médecines Universelles, on répare les organes de la digestion et l'on recouvre infailliblement la santé.

Malade.—S'il en est ainsi, mon medecin a su se tailler
de la besogne. Pendant six mois entiers, je me suis
drogué avec des potions et des pilules, et après être
resté dans un état continuel de souffrances, j'ai découvert que mon mal, au lieu de guérir, ne faisait qu'empirer.
Il me rendait visite tous les jours, prétendant que c'é-
tait pour observer les symptômes de ma maladie, et
prenait chaque fois cinq chelins (six francs); ainsi vous
voyez qu'il a dû m'en coûter cher.

Hygéiste.—Voilà, mon cher ami, ce que c'est que la
charlatanerie des médecins. Ils vous font des visites dans
l'unique but de gagner de l'argent. Rentrez chez vous,
et prenez quelques pilules de Morison, jusqu'à ce que
vous soyez bien purgé. Il ne vous faut rien autre chose.
Prenez-en cependant une quantité suffisante, pour qu'elles opèrent efficacement. Vous pouvez pour cela vous en
rapporter à vous-même aussi bien qu'aux médecins.
Vous serez alors en état de tout digérer. J'ai moi-même
payé les visites des docteurs, avant de connaître le système simple mais convaincant des Hygéistes. Encore je
n'aurais pas regretté mon argent, s'ils m'eussent guéri ;
mais c'est ce qu'ils n'ont pas fait Si je ne me fusse purgé
moi-même, et si mon sang n'eût été purifié, avec la
Médecine Hygéienne, je serais à présent aussi mal, peut-
être plus mal portant que vous.

Malade.—Je vous remercie bien, Monsieur. Je sais
maintenant à quoi m'en tenir. Je suivrai votre conseil
et renverrai mon médecin. Il m'a presque saigné à mort,
et je doute qu'aucune médecine puisse me remettre en
état.

Hygéiste.—Faites tout ce que je vous dis Quand j'avais
affaire aux docteurs il m'en coûtait inutilement des cen-
taines de francs. Depuis que j'ai recours à la méthode Hygique, il me suffit d'une dépense très-minime pour opérer
ma guérison.

PRÉFACE DE L'AUTEUR.

Le but de ce petit ouvrage est d'expliquer, de la manière la plus simple, les principes de l'Hygéisme, ou le Système de Médecine Morisonien, et de mettre à la portée du commun des lecteurs tout ce qui a rapport à une science si importante.

Plusieurs praticiens Hygéistes ont rendu compte de leurs expériences dans un style très-simple. On peut aussi dire de M. Morison, le fondateur du système, que ses expressions sont lumineuses, en égard à l'éducation qu'il avait reçue et à sa position sociale. Mais cependant dans ses ouvrages, et dans les autres publiés jusqu'a ce jour sur le sujet en question, il y a des phrases trop relevées et par conséquent peu intelligibles pour les habitans de la campagne.

, Si, par exemple, je leur dis que l'Hygéisme, ou le Système de Médecine Morisonien, est la plus importante de toutes les sciences, ils me regardent en silence et avec un mécontentement apparent, comme si je leur parlais une langue inconnue. Mais que je leur dise simplement que les Pilules de Morison sont les meilleures qu'il y ait au monde pour les guérir de leurs maladies, ils me comprennent sans difficulté, me font des questions sur les maux dont ils sont affligés, et se trouvent même quelquefois disposés à essayer les pilules. Si je leur parle de la faculté, ils ne savent pas ce que je veux dire ; si, au contraire, je me sers simplement du mot *docteurs*, ils n'ont pas de peine à me comprendre, parce qu'en parlant leur langage, je me mets à leur portée. Je pourrais citer une foule d'autres expressions qui les embarrassent. C'est pour l'usage de cette classe que je n'ai employé dans ma rédaction que des phrases ordinaires.

Tous ceux qui sont doués du sens commun pourront donc parfaitement comprendre les principes d'une science qui est pour tous les hommes de la plus haute importance, et apprécier les effets salutaires d'une médecine qui ne manque jamais d'opérer la cure désirée, pourvu qu'on la prenne comme il faut.

La main qui dans ce moment trace ces lignes, doit son action et sa force à l'emploi de la Médecine Végétale Universelle. Un sentiment d'humanité m'engage à mettre sur la voie ceux qui s'égarent à chercher d s moyens de guérison. Il est naturel qu'on désire faire connaître à ceux qui sont dans un état de souffrance les remèdes propres à leur faire recouvrer la santé, et je n'ai d'a tre but, en publiant ces Dialogues, que celui de contribuer au soulagement de mes semblables, récompense suffisante, si mon souhait s'accomplit.

PRINCIPES DE L'HYGÉISME

ou

VÉRITABLE SCIENCE DE LA SANTÉ,

Expliquée dans une Série de Dialogues entre un Hygéiste et un Jeune Campagnard.

———⊷⊶⊷———

DIALOGUE I.

L'Hygéiste. — Hé bien, Jacques. Comment te trouves-tu depuis que nous ne nous sommes vus. Il me semble que tu n'as pas aussi bonne mine qu'autrefois.

Jacques. — Non, Monsieur, J'ai depuis longtems des maux de tête et d'estomac, qui sont parfois extrêmement violents et qui m'affaiblissent beaucoup.

L'Hygéiste. — Pauvre garçon ! J'en suis bien fâché. As-tu pris quelque remède.

Jacques. — Oui, Monsieur. Ma mère a envoyé chercher des poudres et des fioles chez le médecin ; mais elles ne me font aucun bien ; et l'autre jour mon père m'amena le Docteur ———, qui me dit que je dépérissais de la consomption, et qu'il était inutile de me donner plus de médecine. Ma maladie a empiré, depuis qu'il m'a dit que j'allais mourir.

L'Hygéiste. — Pauvre Jacques! Cela me fait de la peine. Une maladie tue necessairement, si l'on n'y porte remède à tems. Cependant, Jacques, tu peux encore guérir, en prenant un remède convenable. Que me donnerais-tu, si je te guérissais ?

Jacques. — Le monde entier s'il m'appartenait.

L'hygéiste. — Hé bien ! mon ami, il ne t'en coûtera que quelques chelins (francs). Je réponds de ta guérison pourvu que tu prennes ce que j'ordonnerai, et rien autre chose.

Jacques. — Il n'y a rien que je ne prenne, car je suis sûr de ne pas vivre longtems.

L'Hygéiste. — Je ne partage pas ta crainte. Comme tu es jeune, tu peux facilement guerir. Courage donc, mon garçon, As-tu jamais entendu parler des Pilules Végétales de Morison ?

Jacques. — Oui, Monsieur. Ma mère voulait m'en acheter l'année dernière, parce qu'elle avait ouï-dire qu'elles avaient gueri une jeune fille du mal d'estomac, et un homme d'un âge mûr, d'un rhumatisme violent ; mais mon père ne voulut pas le permettre, prétendant que c'était inutile, puisque les médecins ne pouvaient me guérir avec tout leur talent et toutes leurs drogues. A quoi bon, disait-il, lui faire toujours prendre la même chose ? Il connaît des gens qui se moquent des pilules et les condamnent, en disant qu'elles sont composées de mauvaises drogues auxquelles les médecins eux-mêmes ne comprennent rien. Il ne peut souffrir qu'on en parle.

L'Hygéiste. — Je ne doute nullement, mon ami, de ce que tu me racontes. Mais ces gens-là parlent par un esprit de préjugé et d'interêt, qui, comme tu le sais, aveugle trop souvent les hommes et les rend injustes. Par exemple, Jacques, si ton père avait un concurrent qui débitât des marchandises de nouvelle mode, et qui décriât les siennes comme d'un goût trop antique, ne crois-tu pas qu'il serait piqué et tenté de ravaler son concurrent et ses marchandises ? Tu connais sans doute le proverbe qui dit que les gens du même métier ne s'accordent pas.

Jacques. — Je crois bien, Monsieur, que ce que vous dites est vrai. Car comment mon père nous nourrirait-il tous sans son commerce ?

L'Hygéiste. — Hé bien, mon ami, il en est de même des docteurs et des Pilules de Morison. Ils découvrent que les pilules guérissent tous ceux qui ont la ferme volonté de les prendre, et qu'alors ils peuvent se passer de médecins. Nous pouvons tous, toi, moi, et autres, être nos propres médecins. C'est pour cela que MM. les docteurs se récrient tant contre les pilules et les appellent de mauvaises drogues Le fait est qu'elles nuisent à leur commerce. Il ne faut donc pas s'étonner qu'ils les condamnent et cherchent à les décrier.

Jacques. — Est-il vrai que ce soit là la raison ?

L'Hygéiste. — Oui , et il y en a une autre. Les Pilules de Morison sont une médecine qui agit sur le corps humain d'après les lois de la nature , précisément comme le fait la nourriture que nous prenons. Tu sais que ce que tu prends pour ta nourriture, alimente ton corps depuis la tête jusqu'aux pieds ; or , lorsque tu es malade et que tu prends ces pilules elles pénètrent dans toutes les parties de ton corps , parce qu'elles se mêlent avec le sang et enlèvent les immondices et toutes les humeurs malignes qui causent ta maladie ; lorsqu'elles ont opéré , la guérison s'ensuit nécessairement , et tout aussi naturellement que l'ombre suit un corps.

Jacques. — Je crois qu'il y a quelque vérité dans ce que vous dites touchant ces pilules et leur pouvoir de guérir en purgeant. Car j'ai vu bien des gens prendre de la médecine , lorsqu'ils étaient malades, et s'en trouver beaucoup mieux. J'ai même ouï dire qu'un jeune homme auquel on devait couper la jambe pour une tumeur au genou, et qu'une fille attaquée de la fièvre typhoïde avaient été guéris en prenant 30 et 40 pilules par jour. Mais n'est-il pas étonnant que les docteurs ne m'aient jamais donné de médecine , lorsqu'elle a fait du bien à d'autres malades ?

L'Hygéiste. — C'est qu'ils ne donnent guère les médecines prescrites par la nature. Il y a une grande différence entre leurs médecines et les Pilules de Morison. Leurs médecines consistent pour la plupart dans des préparations chimiques , qui ne se mêlent pas avec le sang , plus que l'huile avec l'eau , et qui par conséquent ne pénètrent pas plus avant que les intestins. Mais comme je te l'ai dit, les pilules de Morison se mêlent avec le sang , pénètrent ainsi dans toutes les parties du corps depuis la tête jusqu'aux pieds , et balaient toutes les humeurs malignes qui le souillent. Car il faut que tu saches, Jacques, que toutes les maladies prennent leur source dans le sang.

Jacques. — Quant à cela, Monsieur, je ne sais qu'en dire. Mais il me paraît très-probable , qu'après ce que vous me dites, qu'il n'y a rien de plus propre que les Pilules de Morison a me faire du bien C'est pourquoi je suis décidé à en faire l'épreuve, et je vais de ce pas chez moi prier ma mère d'en envoyer chercher à l'insu de mon père qui est prévenu contre elles. Si j'ai assez de force, je reviendrai vous voir dans quelques jours, pour vous dire comment je me trouve. En attendant je vous remercie bien du bon conseil que vous m'avez donné, et vous souhaite le bon jour.

DIALOGUE II.

L'Hygéiste. — Quoi! Jacques, est-ce bien toi? Je suis bien aise de te voir. Entre, et dis-moi comment tu te trouves. Je crois que tu n'as pas plus mauvaise mine qu'à ta dernière visite. Tu as pris les pilules n'est-ce pas?

Jacques. — Oui, Monsieur, Je n'ai pas manqué de les prendre un seul soir depuis que vous m'avez vu.

L'Hygéiste. — Très-bien. En général, elles produisent un effet frappant, si on les prend régulièrement à doses suffisantes. Aperçois-tu déjà en toi un changement sensible?

Jacques. — Mais oui; je me trouve déjà beaucoup mieux. Je ne ressens plus à l'estomac des douleurs aussi vives à beaucoup près; je tousse et crache bien moins que je ne faisais. Du reste, j'ai toujours le mal de tête, qui est, à la vérité, moins violent.

L'Hygéiste. — Bien, mon ami. As-tu remarqué la nature des matières que tu évacues! Car c'est-là le point essentiel.

Jacques. — Oui, monsieur. Mais je suis quelquefois effrayé quand j'y regarde. Les trois premiers jours que les pilules ont opéré, j'ai rendu une grande quantité de matières noires comme de la poix, et qui étaient, j'ai en vérité, honte de vous le dire, qui étaient d'une puanteur horrible; ensuite j'ai évacué des matières épaisses qui ressemblaient a des jaunes d'œufs, et à présent, depuis quelques jours, je rends une matière visqueuse comme de la graisse de baleine, et des pelures qui ressemblent à des peaux de boudin; mais je n'aime pas à vous parler de choses si dégoûtantes.

L'Hygéiste. — Jacques, tu ne dois pas avoir honte de m'en parler, et tu as tout lieu de te réjouir, car tu as chassé de ton corps un poison terrible qui était la cause de toutes tes souffrances. Mais, dis-moi, as-tu eu des nausées ou des vomissemens, depuis que tu as commencé à prendre les pilules?

Jacques. — Oui, vraiment. J'ai d'abord commencé par prendre quatre pilules, comme vous me l'aviez ordonné; ensuite j'en ai augmenté, une à une, le nombre jusqu'à neuf Un soir, j'ai eu tout d'un coup des frissons et ensuite des envies de vomir J'ai appelé ma mère à grands cris, et à peine m'eut-elle apporté une cuvette, que je commençai à rendre une très-grande quantité de matieres dégoutantes, qui étaient aussi amères que la suie et aussi vertes que des choux. Quand je pus parler, je m'écriai : Au diable les pilules qui me purgent et me font vomir comme ça ! Je ne veux plus en prendre. Elles m'arrachent les entrailles.

L'Hygéiste — Ah ! Ah ! Jacques. Il paraît qu'elles t'ont joliment secoué. Tu en avais bien besoin Mais les pilules t'ont-elles purgé en même temps qu'elles te faisaient vomir.

Jacques. — Oui, Monsieur, six ou sept fois; mais dès qu'elles ont cessé d'opérer, je me suis très bien porté, et j'ai demandé de la viande, car il m'est survenu un appétit dévorant.

L'Hygéiste. — Tu ne t'es plus récrié alors contre les pilules comme tu l'avais fait.

Jacques. — Si je l'ai fait, c'était parce que j'avais dans le moment des soulèvemens de cœur; mais je ne le ferai plus; car ma santé s'ameliore de jour en jour La nuit suivante je pris le même nombre de pilules, et je dormis d'un profond sommeil.

L'Hygéiste. — J'espère donc, Jacques, que tu ne feras pas la même sottise que bien des gens qui les ont essayées.

Jacques. — Quelle sottise ?

L'Hygéiste. — Celle de gâter leur besogne en demeurant en beau chemin. Car lorsqu'ils ont eu de légers soulèvemens de cœur, ils ont cessé de prendre des pilules, au moment même où leur maladie se passait, et quand quelques doses de plus auraient suffi pour les guérir entièrement; et alors ils ont eu l'effronterie d'aller dire qu'elles n'étaient pas propres à les guérir, et, comme toi, de se récrier, en prétendant qu'elles avaient telle et telle mauvaise qualité

Jacques. — Oui ! L'on a bien tort de rejeter le blâme sur les pilules. Mais ces gens-là avaient peut-être moins souffert que moi, ou ils auraient continué à les prendre jusqu'à ce qu'ils se trouvassent bien portans ou du moins soulagés. C'est bien ce que je ferai moi. Mais pendant combien de tems dois-je continuer mou traitement pour obtenir une parfaite guérison ?

L'Hygéiste. — Jacques, voilà ce que presque tout le monde demande ; car il n'y a personne qui ne souffre impatiemment la maladie. Je te dirai donc pendant combien de tems l'on doit continuer à prendre les pilules pour se guérir radicalement, lorsque l'on est arrivé au point, où tu en es, d'évacuer de sales humeurs visqueuses. Dès qu'elles sont expulsées du corps, on est sain et vigoureux, mais jamais avant, parce qu'elles sont la cause des maladies. On peut parfois auparavant ne pas sentir de malaise, parce que ces humeurs malignes produisent des effets bizarres sur le corps, ce qui explique pourquoi tu te trouvais tantôt mieux, tantôt plus mal Dans le premier cas, ces humeurs âcres étaient en inaction, de même qu'un chien hargneux, lorsqu'il dort, est tout-à-fait tranquille et ne fait de mal à personne ; mais, à son réveil, il recommence à aboyer et à mordre tout ce qui se trouve sur son chemin. On peut en dire autant des humeurs viciées qui fermentaient dans ton corps : une fois en action, elles te mordaient et te rongeaient intérieurement, comme le fait une puce à la peau, mais en te causant une douleur bien différente et beaucoup plus sensible. Ainsi tu ne dois pas t'attendre à jouir d'une parfaite santé, à moins qu'elles ne soient entièrement expulsées.

Jacques — Je le vois bien, Monsieur. Peste soit de ces vilaines humeurs. Je ne serai content que quand j'en serai délivré, et si les purgations et les pilules peuvent produire l'effet que j'en attends, je ne cesserai jamais d'en prendre, quand je devrais avoir chaque jour des soulèvemens de cœur et des vomissemens.

L'Hygéiste — Ah ça, Jacques, je vois que tu veux devenir Hygéiste, bon gré, mal gré.

Jacques. — En vérité, j'aimerais mieux me purger jour et nuit pendant une année entière que d'endurer la moitié des maux que j'ai soufferts, même à l'estomac seulement, pendant deux ans. Mais je crains, Monsieur de vous ennuyer en rabattant toujours la même histoire.

L'Hygéiste. — Va, sois tranquille, Jacques. Je me fais un devoir et un plaisir de soulager, autant qu'il est en mon pouvoir, les souffrances d'autrui, ayant été moi-même soulagé de douleurs affreuses par le moyen que je t'indique. Mon ami, ajoutes-tu foi à tout ce que je te dis?

Jacques. — Bien certainement, Monsieur.

L'Hygéiste. — Qu'est-ce qui te fait croire que je dis la vérité.

Jacques. — Je sais que vous parlez d'après votre propre expérience.

L'Hygéiste. — Comment sais-tu que je parle d'après mon expérience? Comment peux-tu être sûr que je ne dis pas des faussetés? Tu ne saurais connaître mon cœur ni mes sentimens.

Jacques. Cela se peut; mais je me fonde comme vous sur l'expérience, et je sais ce que j'ai éprouvé.

L'Hygéiste. — Comment cela?

Jacques — Que je vous dise, Monsieur. Vous m'avez d'abord dit que vous me guéririez, si je suivais votre conseil en prenant la médecine que vous m'indiqueriez. Je l'ai suivi, et j'ai découvert par expérience que vous disiez la vérité; car tout est arrivé comme vous me l'aviez prédit: et quoique je ne sois pas encore parfaitement guéri, je suis persuadé que les pilules me rétabliront entièrement si je continue à les prendre, ce que je ne manquerai pas de faire, je vous en réponds.

L'Hygéiste. — Je m'aperçois, Jacques, que tout jeune que tu es, tu as de la philosophie. Ton raisonnement prouve que la véritable science physique ne peut s'acquérir que par l'expérience, l'observation, et la comparaison, sans qu'il faille suivre des cours de langues, d'arts, ou de sciences.

Jacques. — Ah ciel! ne me parlez pas des cours et des

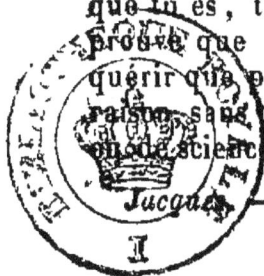

2.

cruelles expériences que font les professeurs. Croyez-moi, Monsieur, je ne voudrais pas échanger la science que j'ai déjà acquise contre leurs poudres, leurs emplâtres, leurs minéraux, leurs simagrées, leurs instrumens meurtriers, leurs pilons, leurs mortiers et tout l'attirail de leur profession.

L'Hygéiste. — Tu me fais rire avec tes drôles de remarques sur les pilons et les mortiers. Du reste, ne t'inquiète pas ; suis la route tracée par la nature même, et ta récompense sera une santé vigoureuse, et probablement une longue vie ; car la purgation peut beaucoup prolonger la vie de certaines personnes. Je suis à cette heure obligé de te quitter ; mais j'espère que tu me rendras bientôt visite pour me dire quel est l'état de ta santé, et alors je te ferai connaître d'autres vérités fondamentales de ce système ; car je ne te les ai pas toutes dites encore, pas même la moitié.

Jacques. — Tant mieux ! tant mieux ! Cela me fera plaisir. Je tâcherai de venir la semaine prochaine à l'insu de mon père qui craint que je ne m'enrhume en venant jusqu'ici. J'irai donc chez moi avaler des pilules jour et nuit, jusqu'à ce que je sois guéri.

L'Hygéiste. — Tu es un héros, Jacques ; il faut l'avouer. Adieu mon garçon.

DIALOGUE III.

L'Hygéiste. — Hé bien ! ami Jacques, tu es levé de bonne heure aujourd'hui. Je vois clairement que ta santé s'améliore. Il paraît donc que les pilules de Morison te font du bien.

Jacques. — J'en prends régulièrement tous les soirs ; je vais de mieux en mieux, et ma douleur d'estomac a entièrement disparu ; mais parfois j'ai très-soif.

L'Hygéiste. — Je n'en doute pas. Que bois-tu quand tu as soif ?

Jacques. — Ma mère me donne de la petite bière dans laquelle il y a de la mélasse.

L'Hygéiste —C'est justement la boisson qui te convient ; mais rends-tu toujours les mêmes sales matières.

Jacques.—Oui, Monsieur, en aussi grande quantité que jamais L'autre jour j'ai rendu quatre gros vers, dont il y en avait un de la moitié de la longueur de mon bras. Depuis lors je ne ressens plus la moindre douleur à l'estomac.

L'Hygéiste.—Tu avais besoin d'être bien secoué.

Jacques.—C'est vrai. Je ne m'en tiendrai pas là pourtant ; car je vois qu'il me faut des purgations pour me guérir. Mais pourriez-vous me dire ce qui m'a causé la fièvre et des soulèvemens de cœur, le soir que j'ai vomi ? Je n'ai rien éprouvé de pareil depuis.

L'Hygéiste —C'est que les pilules délogeaient les humeurs et les portaient à l'estomac en si grande quantité, qu'elles te causaient des envies de vomir. C'est tout ce qui pouvait t'arriver de mieux, quelque désagréable que ce fût. Les Hygéistes appellent cet état fièvre de santé. En effet c'est alors que la maladie arrive à sa période de déclin, et, quand la crise est passée, on se trouve mieux portant. Tu peux en avoir une autre plus legère avant d'être guéri radicalement ; c'est pourquoi je t'en préviens, afin que ni toi ni d'autres ne soient effrayés, si la même chose t'arrivait une seconde fois.

Jacques —Je prendrai les pilules, bon gré, mal gré ; car je suis bien résolu de ne pas faire les choses à demi, comme d'autres l'ont fait, d'après ce que vous m'avez dit Je vous promets aussi de ne plus mal parler des pilules ; j'aimerais autant donner de vilains noms à ma mère.

L'Hygéiste.—Mon ami, tu ferais un bon soldat, tant tu as de courage.

Jacques.—Je ne pouvais manquer de courage, quand il s'agisssait de vivre ou de mourir. En effet c'est une chose terrible pour un garçon de mon âge de se voir près de la tombe. A Dieu ne plaise que je meure si-tôt !

L'Hygéiste.—Ce serait dommage. On aime à conserver un garçon aussi sensé que toi. Mais crois-tu sérieusement que les pilules t'aient sauvé ?

Jacques.—Oui , je le crois fermement.

L'Hygéiste.—Crois-tu qu'une médecine quelconque puisse sauver un homme quand il est arrivé au terme de sa vie ?

Jacques —Je ne le crois pas plus que je ne crois que le boire et le manger peuvent nous sauver quand notre dernière heure est arrivée.

L'Hygéiste.—Très-bien. Tu dis que les pilules t'ont sauvé cette fois et que tu serais mort si tu ne les avais prises. Mais cependant il est mort bien des gens qui les avaient prises aussi bien que toi.

Jacques.—C'est que leur dernière heure était arrivée.

L'Hygéiste —Mais si tu fusses mort après les avoir prises, aurait-ce été parce que ta dernière heure était arrivée ?

Jacques.—Monsieur, la question est embarrassante. Ayez la bonté de vouloir bien m'éclaircir cette difficulté.

L'Hygéiste.—Mon cher Jacques, notre vie n'est nullement entre nos mains, et quoi que nous fassions , nous ne saurions en fixer la durée. Avant l'existence du monde notre Créateur a marqué les époques de notre naissance, et de notre mort , ainsi que le nombre de jours que nous devons passer sur cette terre. Cet être tout-puissant régit tout par des lois immuables que nous nommons causes naturelles , lesquelles se tiennent comme des chaînons. Si nous rompons la chaîne et que nous nous rendions les instrumens de causes secondaires , nous violons les lois de la nature , et nous frustrons les vues que la Providence a sur nous. Par exemple, Jacques , quand tu prends une nourriture convenable , tu obéis à la voix de la nature , et par là tu conserves la vie de ton corps ; mais s'il te prend une fantaisie, comme il est arrivé à d'autres, de cesser de boire et de manger , tu romps la chaîne et deviens la cause de ta propre mort , peut-être bien des années avant l'époque marquée par ton Créateur ; car nous apprenons que les méchans ne vivent pas la moitié de leurs jours. Pourquoi ? Parce qu'ils rompent la chaîne en devenant les instrumens de causes secondaires qui sont leurs fantaisies ou leurs manies. Quelques-uns l'ont fait

en se laissant mourir de faim, d'autres en se pendant,
en se noyant, en s'empoisonnant, et de mille autres
manières différentes. Comprends-tu tout ce que j'ai dit ?

Jacques.—Je crois qu'oui; je le comprends du moins
en grande partie.

L'Hygéiste.—Mon ami, si cette explication est au-dessus
de ta portée, je t'en donnerai une autre claire, simple
et intelligible. Car je désire que sur ce point tu me com-
prennes bien. Il y a des personnes qui prétendent que
les Pilules de Morison ont une vertu toute-puissante, et
qu'elles peuvent faire vivre des siècles, ce qui est une
sottise, tandis que d'autres affirment qu'elles guérissent
certains malades et en tuent d'autres. Moi je veux donner
tort à qui de droit, et juger impartialement les docteurs
et ceux qui recommandent les Pilules de Morison. Voyons,
il faut pénétrer un peu les mystères de la philosophie,
et chercher à expliquer la chose le plus simplement possible. Supposons qu'en retournant chez toi, tu tombes
dans la rivière, que son cours t'entraîne, que tu sois
sur le point de te noyer, et que la Providence permette
que tu te cramponnes à une planche flottant sur l'eau,
jusqu'à ce qu'un bateau vienne à ton secours. Si ta dernière était venue, tu n'aurais pas trouvé la planche à
ta rencontre, ni aucun autre moyen de te sauver. Mais
la Providence, en ayant ordonné autrement, a dirigé la
planche vers toi, pour qu'elle te servît à échapper à une
mort prématurée. Or, il ne faut pas croire, mon cher
Jacques, que ce soit là un effet du hazard, comme le di-
raient bien des gens Point du tout. La planche, l'homme
dans le bateau, et les autres moyens de secours se sont
trouvés là, par une intervention spéciale de la Providence qui n'a pas voulu permettre que tu périsses. C'est
d'après ce principe que nous devons juger des Pilules de
Morison qui sont propres à nous guérir et à nous conserver
la vie, quand aucune autre médecine ne peut remplir le
même objet, seulement parce qu'elles sont composées
d'ingrédiens destinés par la nature à ce but et qu'elles
possèdent par conséquent les vertus efficaces que leur a
données la nature. Comprends-tu bien tout cela, Jacques ?

Jacques —Parfaitement, Monsieur. Je vois qu'il n'y
a pour les ignorans rien de comparable aux vérités expri-

mées en langage intelligible. J'aperçois tout cela aussi
clairement que les lettres de l'alphabet. Votre logique
est si simple et si naturelle, qu'elle saute aux yeux, et
qu'on la comprend sans la moindre difficulté. L'enchaî-
nement des causes naturelles, et par conséquent des évé-
nemens qui en dépendent, est si évident, que je puis ai-
sément m'expliquer comment les pilules de Morison m'ont
sauvé la vie. Mon propre témoignage suffit pour me faire
croire que le système Morisonien est le seul par lequel
toutes les maladies puissent être guéries. Je vous remercie
bien, Monsieur, de me l'avoir indiqué, et vous souhaite
une longue vie et tout le bonheur que vous meritez.

L'Hygéiste. — Le Système de médecine Morisonien est
basé sur les lois immuables de la nature. Quoiqu'il ait à
combattre l'ignorance, le préjugé, et l'avarice d'une
foule de gens intéressés, il ne tardera pas à renverser
toute opposition Car il s'est déjà propagé parmi toutes
les nations civilisées; les attestations en sa faveur se mul-
tiplient de jour en jour; des cures, qui, pendant des
siècles, étaient regardées comme impossibles et qu'on
n'osait pas même tenter, ont été operées; il existe des
preuves incontestables que la Médecine Morisonienne a
guéri des aveugles, des sourds, des muets, des estropiés
et même des personnes atteintes de folie; enfin M. Morison possède près d'un demi-million de certificats qui
prouvent le nombre de personnes qu'il a guéries de toutes
sortes de maladies dans la Grande Bretagne seule. Que
dis-tu à tout cela, Jacques?

Jacques. — Que dire, sinon Amen, Amen!

STATISTIQUE HYGÉIENNE.

La vérité en médecine doit être constatée par une foule de faits incontestables. Il faut des faits, et non des suppositions. Or, le nombre de certificats transcrits sur le registre du Collège Britannique de Santé s'élève à près d'un demi-million, sans compter ceux qui n'ont pas été rendus publics, ni ceux qui ont été recueillis par M Richard Tothill a l'Infirmerie Hygéienne d'Exeter. Ces certificats attestent la cure de toutes sortes de maladies, et, sous ce point de vue, elles sont de la plus haute importance, en matière de statistique médicale S'appuyant sur cette foule de témoignages irrécusables, et l'on peut dire, sans réplique, les Hygéistes ne sont-ils pas en droit d'affirmer, quoi qu'en disent les médecins, que toutes les maladies doivent être traitées avec un purgatif tel que La Médecine Végétale Universelle du Collège Britannique de Santé? Les Hygéistes ou les Docteurs ont tort; il n'y a pas de milieu. Pourquoi donc ne pas décider la question immédiatement et irrévocablement, lorsque l'on peut s'en rapporter aux faits? On pourrait choisir pour arène l'Infirmerie Hygéienne d'Exeter, où il se présente une foule de pauvres. La faculté veut-elle accepter le défi Si elle s'y refuse, le public saura comment interpréter les vaines spéculations et les théories contradictoires des docteurs ; car on ne peut nier que les apparences ne soient aussi favorables aux Hygéistes que defavorables à la faculté. Un autre fait important, sous le rapport statistique, et qui parle hautement en faveur des Hygéistes, c'est que les droits de timbre payés par MM. Morison et Moat au Gouvernement Britannique depuis l'année 1830, s'élèvent à la somme énorme de 108,625 livres sterling (2,800,000 francs.)

Quelle est la statistique médicale des docteurs ? Pourquoi n'en ont-ils pas ? Depuis que la médecine est devenue un objet de spéculation, on a exploité un tas de médecines inutiles et dangereuses dans la seule vue de jeter du doute sur l'unique moyen efficace de guérir toutes les maladies. Il s'ensuit qu'aujourd'hui les docteurs suivent tous des méthodes différentes et ignorent les effets des prétendus remèdes qu'ils ordonnent Voilà où ils en sont réduits. Il en est bien autrement des Hygéistes, qui, ne faisant usage que d'une seule médecine, sont en état de se former une juste idée des effets qu'elle produit.

L'Infirmerie Hygéienne d'Exeter est le seul endroit où l'on soit à même de rechercher et d'apprécier les faits. Quant aux Cours de Justice, on ne doit pas s'attendre à ce qu'elles rendent un jugement impartial, tant que les médecins seront en même temps juges et parties, comme il arrive toujours lorsqu'une question médicale est mise en cause.

COLLÉGE BRITANNIQUE DE SANTÉ.

HAMILTON PLACE, NEW ROAD, LONDON.

Au Peuple Anglais.

Concitoyens! Nous, soussignés, membres honoraires du Collége Britannique de Santé, croyons devoir, après une expérience de 20 ans, soumettre à votre décision une question du plus grave intérêt Il s'agit de prendre parti pour le traitement Hygéien ou pour les diverses méthodes des docteurs. A cette question s'en rattache une autre de la plus haute importance, puisqu'elle est pour chaque individu celle de vie ou de mort. Rappelez-vous qu'une purgation faite à propos avec des substances végétales innocentes ; telles que les medecines de Morison , ne peuvent jamais faire de mal, tandis que , neuf fois sur dix la mort est causée par un manque de precaution dans l'emploi de purgatifs convenables. Nous affirmons que dans le sang est la vie , et que la méthode des saignées, étant contraire à la nature , devrait être défendue. Examinez la question vous-mêmes ; elle est à la portée de tous. Les purgatifs des docteurs , ayant subi des décompositions chimiques, sont pour la, plupart , pernicieuses ou inefficaces. Elles ne sont pas ce qu'il faut pour guérir vos maladies.

En 1838, Sir Benjamin Hall, représentant actuel de Marylebone, présenta au Parlement une requête signée par nous et dix mille autres Anglais dans lequel il était supplie d'ordonner une enquête sur une affaire qui intéresse si vivement l'humanité Mais les docteurs refusèrent par motif d'intérêt leur assentiment à une proposition si raisonnable. Ils sont donc moralement responsables des conséquences.

(Signed)

MORISON et MOAT , Hygéistes.

AVIS.

Nous croyons devoir mettre le public en garde contre les nombreuses contrefaçons de notre Médecine Végétale, qui ne se vend que chez les agens attitrés du Collège Britannique de Santé. Les acheteurs feront bien de s'assurer si les mots « MORISON'S UNIVERSAL MEDICINES » sont gravés sur le timbre du Gouvernement Anglais en lettres blanches sur un fond rouge. De plus , ces mots : *Morison & C?* sont écrits sur le timbre anglais en lettres noires faites à la main.

Nous devons aussi avertir le public que depuis quelque tems des gens sans aveu fabriquent et annoncent, sous des noms empruntés, dans differentes parties du monde, des « *Médecines Universelles* » comme propres à purifier le sang, et que. pour pallier leur mauvaise foi, ils insèrent dans leurs annonces des extraits des écrits de MM Morison et d'autres ouvrages Hygéiens Nous nous empressons de signaler cet abus, pour empêcher que la fraude et l'imposture n'abusent de la confiance du public en faveur du Système Hygéien fondé p⸳⸳ M Morison.

(Signé)

MORISON et MOAT.

Collége Britannique de Santé, Hamilton Place,

New-road, Londres, Janvier 1845.

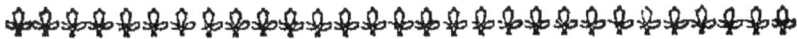

INSTRUCTION

SUR LA MANIÈRE DE TRAITER

les Maladies

PAR LE

Remède végétal de J. MORISON,

PRÉSIDENT DU COLLÉGE DE SANTÉ DE LONDRES.

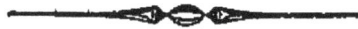

OBSERVATIONS PRÉLIMINAIRES.

Il y a des malades en toute saison, et le remède de M. Morison peut et doit être employé en toute saison, parce que la sécheresse, l'humidité, le froid et la chaleur ne lui retirent rien de son efficacité.

Les maladies proviennent, d'après l'opinion de M. Morison, de la viciation des humeurs et de l'épaississement du sang dont elles gênent la circulation, et l'inventeur a décoré sa decouverte du titre de médecine universelle. Peu importe que l'on crie au charlatanisme, pourvu que l'application du remède ne démente point ce titre. Les malades doivent user avec confiance de ce dépuratif végétal, dans lequel il n'entre que des plantes medicinales. Ils doivent être persévérans, quand la maladie l'exige, et ils ne doivent pas oublier que le vin pur et les liqueurs fortes

ne conviennent nullement à ceux qui recourent à ce dépuratif M. Morison bannit la saignée de sa doctrine,
mais il n'y a point de danger à employer son remède
après que l'on s'est laissé tirer du sang. Quelquefois le
malade éprouve, au commencement du traitement, un
certain abattement semblable à celui que nous cause une
chaleur accablante, des coliques, des nausées et même
des vomissemens; il survient aussi, dans les maladies
chroniques, un surcroît de douleurs, une éruption de
boutons et même une fièvre qui ne ressemble pas aux
fièvres ordinaires, et dont la durée est de deux ou trois
jours et le plus souvent de quatre ou cinq heures. C'est
alors que la persévérance et de fortes doses sont néces-
saires. Il ne faut point s'étonner de ce que les coliques se
font sentir ou de ce que les douleurs augmentent ou se
déplacent, car l'humeur qui les produit étant plus ou
moins inflammatoire, doit affecter péniblement tous les
organes qu'elle parcourt avant d'être expulsée

Il en est qui sont affligés d'hémorroïdes internes ou ex-
ternes, et qui éprouvent une inflammation passagère oc-
casionnée par l'àcreté des humeurs expulsées par les
selles. Ce malaise n'a rien, absolument rien d'inquiétant,
et il disparaît, soit en diminuant les doses, soit en prenant
seulement le n° 1, à la dose de 5 à 10 pilules pendant un
ou deux jours, et en faisant usage pour boisson de poudre
végétale, ou bien encore de lait chaud et de lait coupé.
Quelques lavemens émolliens rendent aussi moins sensible
l'évacuation des matières àcres et brûlantes, chassées par
le dépuratif végétal.

Quelques personnes, sans y être poussées par la force
de la maladie, emploient, dans le début du traitement et
par une économie mal entendue, le n° 2 à fortes doses;
c'est un abus et en voici la preuve. Le n° 1 produit en
apparence peu d'effets, parce qu'il agit principalement
sur le sang, auquel il donne plus d'énergie, mais il a des
qualités aussi remarquables que le n° 2; il dispose le corps
et tient lieu des bouillons et des tisanes qui neutralisent
l'effet du remède végétal; il facilite la digestion, il rend aux
convalescens les forces et la gaîté, et son emploi le matin
et le soir, à la dose de 5 à 10, procure des avantages à
tous, mais surtout à ceux qui se plaignent de cette débilité

qui entraîne après elle la perte de l'appétit, la mélancolie et les maladies les plus dangereuses ; l'un ne doit donc pas être employé sans l'autre.

Plusieurs attaqués de maladies graves ont réuni le n° 1 et le n° 2 en une seule dose qu'elles ont prise le soir, trois ou quatre heures après souper, et même le matin, deux ou trois heures avant le dejeûner, et ce traitement leur a parfaitement réussi.

On effraie ceux qui veulent se servir de ce remède, en leur insinuant qu'une purgation souvent répétée affaiblit à la longue ou bien que le corps s'y habitue. Or, vingt années d'expérience nous ont appris que la force est en raison de l'évacuation des mauvaises humeurs ; il ne faut même par l'usage que deux ou trois pilules pour produire beaucoup d'effet, à ceux qui avaient d'abord employé inutilement dix pilules du n° 2.

Nous devons ajouter que certaines maladies chroniques, que la médecine ordinaire n'avait pu guérir, ont résisté à l'efficacité du dépuratif végétal ; mais il est consolant pour nous de pouvoir affirmer que ce remède parfaitement innocent dans tous les cas, a procuré le plus souvent à ces malades un soulagement sensible Pour prouver que le succès dépend presque toujours de la persévérance, nous dirons que M. Morison ne s'est guéri d'un mal de 35 années, qu'après un traitement de trente mois, par le dépuratif dont il est l'auteur.

Voici maintenant pour le traitement des maladies des données positives que l'on peut outrepasser, puisque des enfans, des femmes, des vieillards, des personnes faibles et débiles ont pris jusqu'à 30, 40, 50, 80 et 100 pilules par jour dans des cas graves, sans qu'il en eût resulté autre chose qu'une crise plus ou moins violente, terminée par un prompt rétablissement, ce que nous ne conseillons que dans des cas dangereux ou desespérés.

Règle générale. — Dans toute indisposition qui ne réclame point un traitement prompt, on doit prendre de 5 à 10 pilules du n° 1 le matin et autant le soir, pendant quelques jours, avant de commencer à alterner avec le n° 1 et le n° 2.

Légères indispositions guéries par le dépuratif végétal.

Mauvaise haleine.
Aigreurs.
Nausées
Manque d'appétit.
Maux d'oreilles.
Surdité.
Maux de tête.
Maux de dents.
Débilité.
Dartres farineuses.
Eblouissement.
Assoupissement.
Saignement du nez.
Insomnie
Torticolis
Tintement d'oreilles.
Chûte des cheveux.
Maux de gorge.
Goîtres.

Gourmes.
Pâles couleurs.
Rougeole.
Mélancolie.
Pituite.
Fièvre.
Oppression de la poitrine.
Rhumes légers.
Enrouement.
Extinction de voix.
Engorgement des glandes.
Coqueluche.
Coliques, vents et flatuosités.
Constipation.
Diarrhée.
Embonpoint excessif.
Tumeurs ou abcès.
Engelures.
Verrues.

Traitement des légères indispositions. — Prenez de deux à cinq pilules du n° 1 le soir après souper. Prenez-en de 2 à 5 du n° 2 le matin et deux heures avant le déjeûner.

Les personnes auxquelles ces doses ne suffiraient point, peuvent prendre, sans le moindre danger, de 5 à 10 pilules du n° 1 le soir et de 5 a 10 pilules du n° 2 le matin.

Pour ne point s'apercevoir de l'amertume de ces pilules, on peut les avaler dans une cuillerée de sirop, de confitures, de miel, de lait, d'eau sucrée ou de pomme cuite. On peut encore les prendre en bonbons, mais leurs effets sont moins prompts.

Maladies graves guéries par le dé-
puratif végétal.

Indigestion.
Vomissement.
Crachement de sang.
Affections nerveuses.
Chorée ou danse de Saint-
Guy.
Dérangement de la mens-
truation.
Fleurs blanches.
Phthisie —Consomption-ma-
rasme.
Gastrite.
Rhumatisme. — Gouttes.
Goutte sciatique. — Lum-
bago.
Tic douloureux.
Névralgie.
Jaunisse,
Rétrécissement de l'urètre
Gravier — Pierre.
Difformités de la taille.
Asthme.
Spasme.
Engourdisement des jambes
Palpitations du cœur.
Syncope.

Petite vérole.
Hernies. — Lésions des
intestins.
Eruptions cutanées.
Gale. — Teigne.
Scorbut.
Cicatrices. — Blessures.
Morsure.
Dartres invétérées.
Hémorrhoïdes.
Chûte du rectum.
Ulcères. — Clous. — Abcès.
Tumeurs. — Contre-Coups.
Cancers. — Chancres.
Erysipèles.
Ecrouelles.
Maladies venériennes.
Fistules.
Brûlures.
Fluxion de poitrine.
Ver solitaire.
Vers.
Goutte sereine.
Inflammation des yeux.
Affaiblissement de la vue.

Traitement des maladies graves. — Prenez de 5 à 10
pilules du n° 2 à six heures du matin — Prenez-en de 5
à 10 du n° 1 à midi — à quatre heures, prenez-en de 5
à 10 du n° 2. — à dix heures du soir, de 5 à 10 du n°
1 — Continuez avec le n° 1 a deux heures et le n° 2 à
six heures du matin, et ainsi de suite, si le malade ne
repose pas et ne se sent pas mieux.

Lorsque la santé s'améliore, ou lorsque la faiblesse et la douleur ne forcent pas de garder le lit, on se contente de 5 à 15 pilules du n° 1 le soir, de 5 à 15 du n° 2 le matin.

Il convient dans tous les cas de n'élever la dose que graduellement, à moins d'un danger imminent, c'est-à-dire que celui qui prend d'abord deux pilules doit en prendre la seconde fois trois, puis quatre, puis cinq, puis six, etc. Quand on entre en convalescence, il faut aussi diminuer les doses de jour en jour et ne pas cesser d'en prendre dès le jour qu'on se sent mieux; il est même à propos de prendre deux doses du n° 1 contre une du n° 2

On excite le vomissement en administrant quelques pilules délayées à l'eau bouillante. Si l'on vomit la dose, il faut en faire prendre une seconde immédiatement afin qu'elle agisse à l'intérieur : les boissons dont on peut faire usage, lorsque la soif se fait sentir, sont : 1° la limonade rafraîchissante en poudre de M. Morison, prix : 1 f 75c. le flacon. On en met une cuillerée à bouche dans un demi-verre d'eau tiède ou froide : cette limonade est adoucissante et rafraîchissante, elle est d'un goût agréable et peut être mêlée avec un peu de vin; elle se prend dans tous les cas et à toute heure du jour; elle empêche une transpiration surabondante, et les voyageurs qui, par suite d'une contraction continuelle des organes abdominaux, restent plusieurs jours sans aller à la garde-robe s'empresseront d'y recourir.

2° La tisane de fleur de tilleul, de réglisse ou de guimauve. Celle-ci doit être employée surtout lorsque l'on ressent quelque affection dans les voies urinaires.

3° Le thé léger, l'eau sucrée, l'eau de pruneaux, et surtout le lait coupé chaud et sucré, et même le lait pur si l'estomac peut le supporter.

Maladies les plus graves guéries par le dépuratif végétal.

Choléra.
Apoplexie.

Paralysie.
Croup.

Esquinancie.

Anévrisme.

(Hydrophobie ou rage).

Hydropisie.

Epilepsie.

Aliénation mentale.

Fièvre cérébrale.

Fièvre typhoïde.

Asphyxie.

Fongus.

Venin.

Brûlures à tous les degrés.

Convulsions.

Crampes.

Léthargie.

Tétanos.

Traitement des maladies les plus graves. Faites délayer à l'eau bouillante et dans deux vases séparés 50 pilules n° 1 et 50 pilules n° 2, de manière qu'elles soient réduites en une bouillie épaisse ou même en liquide. Faites-en avaler toutes les deux heures, ou toutes les demi-heures, ou même tous les quarts-d'heure, suivant la gravité du mal, une cuillerée à café pleine. Réitérez la dose, si le malade la vomit de suite, sans que le mal diminue, et donnez alternativement du n° 1 et du n° 2 tant que le danger sera passé. Si le malade conserve sa connaissance et peut les avaler, on procède comme dans les maladies graves, mais par doses de 10 à 20 de chaque numéro. Cependant les pilules réduites en liquide agissent plus promptement. Elles se digèrent plus sûrement lorsqu'on les a laissées s'attendrir et non se dissoudre dans quelques gouttes d'eau pendant cinq à six heures.

S'il n'est pas possible de faire avaler les pilules mêmes dissoutes, on les donne en lavemens à la dose de 20 à 50 du n° 2. — Ce lavement peut encore être composé avec les feuilles de séné ou l'huile de ricin.

Lorsque le malade se sent mieux, il peut se contenter de 5 à 20 pilules du n° 1 le soir, et de 5 à 20 du n° 2 le matin; puis on prend le n° 1 un jour et le n° 2 un autre jour, et l'on termine par le n° 1 pendant quelques jours : les bains chauds et les frictions avec la main ou avec une brosse sont très utiles dans la plupart des maladies.

On administre les pilules n° 1 et n° 2 aux enfans, depuis la naissance jusqu'a l'âge de deux ans, à la dose de une à cinq répétée selon la gravité du mal, soit en les coupant par morceaux et en donnant le sein, après les avoir placées au fond de la bouche, soit en les faisant fondre et les donnant en liquide, et en réitérant la dose, si le malade la vomit de suite, soit en les donnant en bonbons.

On doit surtout employer les pilules dans le traitement des fractures et de l'amputation pour dériver l'inflammation.

Lorsque dans le cours du traitement, on se sent disposé à manger, à la suite d'une maladie grave, il faut essayer graduellement les potages gras, les bons bouillons et les viandes rôties ; si la digestion se faisait difficilement, une dose de 5 à 10 pilules du n° 1 dissipera ce malaise.

Il faut manger peu quand on est en traitement, et seulement quand l'appétit se fait sentir. Il convient aussi de s'abstenir d'une diète excessive qui conduit souvent les malades au tombeau.

Plus le remède est en vogue et plus la contrefaçon se multiplie ; nous ne saurions donc trop prémunir le public contre les entreprises de ces hommes coupables dont les tribunaux devraient faire justice, à l'exemple de la république des Etats-Unis qni a décrété que tout contrefacteur du remède de Morison serait condamné à 50,000 fr. de dommages-intérêts. Il suffit d'ailleurs qu'un malade ait été la dupe de la contrefaçon pour qu'il prenne le remède végétal en aversion.

Avant d'acheter une boîte, examinez si elle est en bois, si les mots *Morison's universal medicines* sont gravés sur le timbre du gouvernement anglais en lettres blanches sur un fond rouge ; si chaque timbre est revêtu de la signature de l'auteur : la médecine serait contrefaite s'il en était autrement.

Pour mieux tromper le public, on a imité les boîtes, le timbre et même la signature de l'auteur. D'autres ont fabriqué des pilules et leur ont donné les titres de pilules Morison, pilules d'après la recette de Morison, pilules anglaises ou écossaises. Ceux-ci les vendent dans des boîtes en carton, et distribuent des instructions en français, en allemand, en espagnol, en anglais, avec le portrait de M Morison en tête ; ceux-là renferment dans des boîtes de sapin entourées d'un faux timbre, les pilules écossaises ou

pilules d'Anderson, dont la recette est connue de tous les
pharmaciens, et ils attribuent à ce remède de leur façon
plus d'efficacite qu'au remède de M. Morison; ailleurs,
les pilules du docteur Franck deviennent des pilules
Morison; mais les plus effrontes sont ceux qui s'attribuent
l'honneur d'avoir decouvert le secret de l'inventeur,
quoique les plus habiles chimistes aient échoue dans cette
entreprise. Pour prévenir toute erreur, nous recomman-
dons aux consommateurs de ne s'adresser qu'à des hommes
bien connus et bien fames.

Les boîtes se vendent à raison de 2, 4, 6 et 14 francs
chacune. Le flacon de poudre limonade apéritive coûte
1 fr. 75 c.

Plusieurs personnes éprouvent de la difficulté à avaler
ce remède, à cause de son amertume, c'est pourquoi il a
été mis en bonbons dont les prix sont également de 2,
4, 6, et 14 francs la boîte.

Beauvais. — Imprimerie de MOISAND.

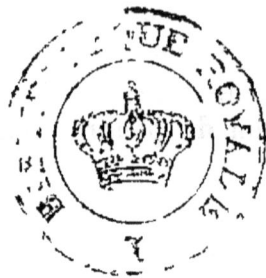

www.ingramcontent.com/pod-product-compliance
Lightning Source LLC
Chambersburg PA
CBHW060510210326
41520CB00015B/4171